ESSAI

SUR UN POINT DE L'HISTOIRE

DE

L'HYDROLOGIE MINÉRALE & THERMALE

Depuis l'antiquité grecque et romaine

JUSQU'AU XVIIIe SIÈCLE INCLUSIVEMENT

PAR

Emile GILBERT

Lauréat de l'Institut de France (Académie des Sciences)
Membre correspondant national
des Sociétés de Pharmacie de Lyon, Toulouse
de la Société de Pharmacie, et de la Société de Médecine et d'Hygiène
de Paris
Membre de la Société Royale de Pharmacie de Lisbonne
Lauréat des Sociétés de Médecine et de Pharmacie, et des Sociétés savantes
de France
Pharmacien honoraire.

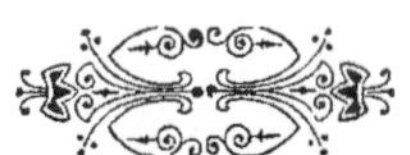

LYON

IMPRIMERIE EMMANUEL VITTE

18, rue de la Quarantaine, 18

—

1908

ESSAIS SUR UN POINT DE L'HISTOIRE

DE

L'HYDROLOGIE THERMALE & MINÉRALE

Depuis l'antiquité grecque et romaine

JUSQU'AU XVIIIe SIÈCLE INCLUSIVEMENT

ESSAI

SUR UN POINT DE L'HISTOIRE

DE

L'HYDROLOGIE MINÉRALE & THERMALE

Depuis l'antiquité grecque et romaine

JUSQU'AU XVIIIe SIÈCLE INCLUSIVEMENT

PAR

Emile GILBERT

Lauréat de l'Institut de France (Académie des Sciences)
Membre correspondant national
des Sociétés de Pharmacie de Lyon, Toulouse
de la Société de Pharmacie, et de la Société de Médecine et d'Hygiène
de Paris
Membre de la Société Royale de Pharmacie de Lisbonne
Lauréat des Sociétés de Médecine et de Pharmacie, et des Sociétés savantes
de France
Pharmacien honoraire.

LYON

IMPRIMERIE EMMANUEL VITTE

18, rue de la Quarantaine, 18

—

1908

A Messieurs
les Membres de la Société de Pharmacie de Lyon.

Messieurs,

Chers Collègues,

Vous voudrez bien excuser l'audace d'un des vôtres. Il vous en offre la preuve ! Ce n'en est-il pas une, palpable autant que certaine, en osant vous dédier un si modeste travail ! Audace d'autant plus manifeste, qu'elle s'adresse à de savants confrères, vrais pharmaciens, dans toute la véritable valeur du mot !

Ne faites-vous point partie d'une compagnie, laquelle a toujours su et sait encore maintenir le niveau de la science de la pharmacie à un honorable étiage? Louables efforts ! Efforts foncièrement désintéressés, et d'autant plus respectables que nulle idée mesquine n'y a jamais apparu ! Ce ne saurait être là sa place, car le but de vos désidérata est bien plus haut maintenu ! Ils ne tendent, en effet, qu'à combattre l'obscurcissement de cette auréole d'honnêteté comme de savoir, laquelle a toujours jeté un lustre sur une si noble, comme aussi humanitaire profession ! A ce titre n'en êtes-vous pas les distingués représentants ?

Emile Gilbert,
Lauréat de l'Institut,
Pharmacien honoraire.

ESSAI

SUR UN POINT DE L'HISTOIRE

DE

L'HYDROLOGIE THERMALE ET MINÉRALE

Depuis l'antiquité jusqu'au XVIIIᵉ siècle inclusivement.

AVANT-PROPOS

Les eaux thermales minérales furent célébrées et aussi honorées, dès la plus haute antiquité. Leurs plus fervents partisans sont les Grecs et les Romains.

Les Gaulois, les Francs leur furent indifférents, mais les Arabes, les Italiens en relevèrent l'usage, et elles furent employées, fréquentées, par leur impulsion suivant le degré de leur civilisation et des progrès qu'ils occasionnèrent dans les sciences comme dans les arts.

Les circonstances dans lesquelles eut lieu ce changement pourraient être considérées comme la base d'un horoscope qui semblerait déterminer l'explication de la faveur croissante que les eaux minérales thermales ont su acquérir de nos jours. C'est aussi pour ce motif, qu'il est facile de constater l'élan qu'y apporte l'archéologie ! Là est la meilleure preuve du goût qui se révèle pour les monuments antiques, si on considère l'attrait qui se manifeste de plus en plus dans la construction des établissements thermaux, ou les bains publics, les bains particuliers ; et ceux qui sont réservés aux baigneurs élégants et fortunés semblent rivaliser dans leur agencement, grâce à l'architecture moderne, avec les édifices de Rome et d'Athènes consacrés aux mêmes usages !

Il faut avant tout, admettre la restriction que voici : c'est que ces édifices, dont les plans sont les chefs-d'œuvre de nos modernes architectes, comportent des changements nécessaires, lesquels dans leur application y sont exigés, soit en raison des différentes températures, d'habitudes, de mœurs et de préjugés. — Il n'en reste pas moins acquis depuis plusieurs siècles, que les observations d'abord, les études à leur embryon ensuite, sont venues, avec, surtout, leurs progrès apporter à l'hydrologie minérale une faveur toute spéciale, loin de démentir celle que lui accordait la plus haute antiquité !

Et, en effet, la nature les a répandues avec profusion sur toute la terre pour la conservation de ses habitants. C'est pourquoi, elles furent si singulièrement recherchées. La tradition nous enseigne, d'âge en âge, que leurs propriétés médicales étaient connues non sans succès ! Et, elles devaient arriver au point où elles en sont de nos jours, tant du côté curatif, que de celui de l'agrément, qui procure aux heureux du siècle un délassement approprié à leur luxe, et un repos salutaire, à ceux qui sous le drapeau de : *L'Aurea mediocritas*, viennent demander aux eaux minérales la santé ; et quelquefois le remède à des soucis intellectuels et moraux ! On pourrait même ajouter, à ce sujet, qu'elles obtinrent un degré de confiance tel, qu'elles fixèrent l'attention des médecins des temps les plus reculés !

Dans cette étude synoptique divisée en deux parties : Les eaux thermales et leur emploi comme bains, nous essaierons, tout en en faisant l'historique, de mettre en relief, les différentes opinions émises par les médecins même de l'antiquité qui s'en sont occupés : sur la cause de la chaleur de ces eaux, subtilités, en partie détruites de nos jours par les progrès, sans cesse croissants, de la thermo-chimie.

La chimie a fait d'immenses progrès. Les grands chimistes ont acquis des droits éternels à la reconnaissance des peuples, par les éminents services qu'ils ont rendus aux sciences et aux arts, et on serait à même d'assurer qu'ils ont beaucoup fait, pour la théorie, et dans la pratique des eaux minérales. Mais, qui peut enfin envisager l'avenir? Personne? Et qui serait à même de nous affirmer sûrement que la chimie qui marche à pas de géants, n'entraînera pas encore à sa suite une phalange de distingués explorateurs? Qu'en sait-on? Il leur sera donné sans doute de pouvoir mettre au jour des faits sur l'*hydrologie minérale* qui sont encore inconnus ! Ces faits nouveaux ne sauraient annihiler les anciens, tout au contraire ! Les uns et les autres consignent comme le fait le thermomètre pour la température atmosphérique, les degrés qui montrent à quel point peut s'élever la science !

C'est pour cette raison que l'histoire rétrospective, si en faveur aujourd'hui, offre à ceux qui s'y livrent de précieux avantages ! Pour les sciences d'observations particulièrement, elles éclaïrent leur évolution par les lueurs du passé !

Voici pourquoi, nous avons voulu entreprendre aujourd'hui cette brève étude sur les *Eaux minérales thermales*. Leur actualité jointe à l'usage général qui en est fait, le rôle qu'elles jouent dans nos mœurs, surtout procurera peut-être à ce travail historique moins de sécheresse ! Il sera par ce moyen lu avec plus d'intérêt, par ceux qui voudront bien en prendre connaissance !

PREMIÈRE PARTIE

CHAPITRE Ier

Les Grecs, les Romains et les eaux thermales. — Leur abandon après la chute de l'empire romain, — pendant la période du Moyen Age. — Causes principales qui en furent spécialement le motif à cette époque de l'histoire. — Comment les eaux minérales y étaient-elles considérées? — Les sciences restèrent en stagnation pendant dix siècles. — Les croisades sont favorables à leur résurrection. — Charlemagne et la source thermale d'Aix-la-Chapelle dans les Gaules. — L'histoire des eaux minérales est nulle. — Les sources thermales ne sont plus connues que dans les lieux où la nature seule en faisait les frais. — On détruisait les travaux des Romains près des sources thermales. — La médecine, la chimie, les maladies vénériennes font reprendre faveur aux eaux minérales. — Etc.

I

Les Grecs, qui furent des maîtres en médecine, avaient une révérence et une confiance illimitées pour les eaux minérales. Ils considéraient ces sources d'eaux chaudes comme émanées de la divinité.

Le célèbre médecin Asclépiade en faisait un principe médical très fréquent chez ce peuple, dont l'intelligence aussi rapide qu'éclairée vint à reconnaître tout le bienfait de cette innovation salutaire. — Aussi *Hercule*, dieu de la *force*, fut-il proclamé par lui, comme le *protecteur* des eaux thermales ! Déjà, le père de la médecine, Hippocrate, connaissait l'existence de sources chaudes, chargées d'*or*, *de cuivre*, de *soufre* et de *bitume*. Il les proscrivait comme boissons, mais il en conseillait l'emploi pour les bains.

Aristote mentionne l'existence de sources minérales chargées de vapeurs de différentes espèces. Strabon, célèbre géographe, voyageur grec, 50 ans avant Notre-Seigneur Jésus-Christ, et qui vivait encore sous Tibère, Archigène, médecin grec renommé, en connaissaient qui possédaient la faculté de dissoudre les graviers et les calculs de la vessie; ils les ordonnaient en boisson comme *lithontriptique* ou brise-pierre. D'après les documents historiques que l'on peut consulter, et dont Pline (1) fournit une très large part, en Grèce, les eaux minérales occupaient une place prépondérante dans la thérapeutique.

En répétant ici ce que nous avons dit plus haut, que les Grecs étaient maîtres en médecine dans l'antiquité, nous n'avons rien exagéré. Leur talent médical fut bien plus en relief que ne le fut celui des médecins romains, et malgré les diatribes lancées contre eux, par Caton le Censeur, il n'en est pas moins vrai, quoiqu'il fomentât contre leur science et aussi leur nationalité, les plus amères critiques, ce furent les médecins grecs qui donnèrent à Rome le ton et le plus grand prix à la médecine. Jusqu'à une certaine période de l'histoire, les médecins y jouissaient de peu de crédit, ils en avaient même été chassés, et l'art médical était tombé dans les mains mercenaires : les esclaves. Quelle pouvait donc être la cause de ce dissentiment, poussé jusqu'à la haine, et qui, par l'organe du sévère Caton fut rendue publique (2).

D'après Pline, la médecine fut introduite à Rome en l an de sa fondation 301, en la 84e olympiade, il est d'accord, sur ce point historique, avec Denys d'Halicarnasse. En effet, cet historien romain qui vint à Rome, 30 ans avant N.-S. J.-C., le consigne au livre X de l'ouvrage qu'il a laissé sur les *Antiquités romaines*. Or, le premier médecin qui vint à Rome, était du Péloponèse, presqu'île de l'ancienne Grèce, qui aujourd'hui se nomme la *Morée*. Il fut bien reçu à Rome, où il acquit le droit de bourgeoisie, ce fut Archagatus ! L'époque de son intronisation médicale eut lieu sous le consulat d'Œmilius et de Justus, en l'an 324 de sa fondation. Ce médecin semblait plutôt chirurgien par les qualités qui lui étaient attribuées, ce qui lui valut le titre de *médecin des blessures*. Peu de temps après, sa popularité dégénéra en aversion ! Quand on vit que sa pratique consistait à *couper* et à *brûler*, son nom de *guérisseur* fut changé

---

(1) Voir les chapitres de son *Histoire maturelle :* Lib. XXIX, ch. 1. — Lib. XXIV, ch. 1. — Lib. XX, ch. 9. — Lib. VII, ch. 3. — Lib. XX, ch. 9. — Lib. XXVII, ch. 3.
(2) Lib. XXIX, ch. 1

en celui de *bourreau !* Les citoyens romains prirent en déplaisance la médecine et les médecins. D'après Agrippa (1) et Montagne, les médecins de Rome furent chassés de cette ville au temps de Caton le Censeur, ce qui le prouverait, c'est que l'on ne trouve rien qui puisse indiquer l'exercice de la médecine dans la capitale du monde, depuis Caton, jusqu'au temps de Pompée et d'Asclépiade.

Ce ne 'fut donc soixante-dix ans, après un revirement tout particulier, qu'Archagatus, médecin d'origine grecque, expulsé de Rome, en cette qualité qui le rendait odieux aux Romains, y fut remplacé par ses compatriotes, médecins eux-mêmes, et que la médecine passa de la Grèce à Rome.

Les médecins grecs y firent école.

Ce fut au temps de César et de Pompée que le médecin grec Asclépiade vint s'établir à Rome. Il rejeta toute la doctrine d'Hippocrate qu'il nommait une *méditation à la mort.* Ses traitements dans les diverses maladies suivirent une route tout opposée à l'ancienne médecine. On peut dire qu'il se montra presque médecin *hygiéniste* dans toute l'acception du mot. Il employait peu de remèdes, ordonnait à ses malades, la *diète,* l'*abstinence,* les frictions, et pour le cas qui nous occupe les *eaux minérales* que, comme les Grecs ses compatriotes, il considérait comme dons de la divinité, destinés à être un bienfait pour l'humanité. Et, ce ne serait pas trop s'avancer de dire, que ce fut grâce à lui qu'eut lieu cette impulsion pour déterminer les Romains à devenir les partisans de cette médication sur laquelle en Grèce reposait le point le plus important de la médecine. Cette idée fondamentale s'implanta à Rome, sa conquête par les eaux minérales fut désormais assurée, ce que du reste, nous montre l'histoire.

II

Les Romains, ces maîtres du monde, recherchèrent donc avec un soin vigilant les eaux minérales. Par leurs médecins, leurs poètes, leurs philosophes, on est à même de pouvoir s'en

(1) Agrippa : *De Vanitate Scientiarum,* ch. 83. — Montagne, Lib. II, chap. 31.

rendre compte. Horace cite les eaux minérales de Cassiano (1) celles de *Puteoli* (2). Vitruve mentionne que les eaux nitreuses sont purgatives. Sénèque affirme, de son côté, que certaines eaux minérales prises en boisson, sont très salutaires dans les maladies du poumon et des entrailles. Et Pline dépeint et décrit avec grand soin les sources minérales de *Tongres* et vante les eaux *sulfureuses* dans les maladies nerveuses. Oribase (3) médecin de l'empereur Julien, et qui contribua à son élévation sur le trône, prescrivait avec succès les eaux ferrugineuses dans les maux d'estomac et du foie. Aétius conseillait les eaux *sulfureuses* et *alumineuses* dans les affections nerveuses et rhumatismales. Enfin Pline fait la nomenclature des eaux connues comme minérales de son temps, et en donne la division : *sulfureuses, alumineuses, salines, bitumineuses, ferrugineuses.* Les médecins romains prescrivaient au printemps les *eaux nitreuses* pour purger la bile, et conseillaient de prendre en automne les *eaux bitumineuses* et *soufrées* pour fortifier le sang. Des sources thermales exhalaient des vapeurs, lesquelles, à elles seules, étaient considérées comme remèdes. Baïes, était une station thermale gracieuse et élégante, où se rendait la fashion romaine, c'était l'équivalent des *Vichy*, des *Aix* de nos jours, sans y compter *Baden-Baden* en *Allemagne!* Les eaux de Baïes (4) étaient réputées sudorifiques et les eaux de Sinuesse (5) en Campanie étaient considérées comme très efficaces dans les affections mentales. Comme beaucoup d'eaux minérales de nos jours, il s'en rencontrait dans l'antiquité, dont la vertu était contestable. Il ajoute même très malicieusement que bien des médecins envoyaient leurs malades aux eaux pour en boire, ou s'y baigner, et que c'était une ressource quand ils ne savaient plus rien leur ordonner (*Medecina aquarum perfugio utitur*), Ch. XXXI, lib. VI.

Les Romains recherchèrent aussi, avec beaucoup de soins, les sources minérales dans le pays des Gaules soumis à leur universelle domination, ils y créèrent des monuments consi-

---

(1) Bourg de Toscane qui possède cinq sources d'eaux salines thermales gazeuses.

(2) Pays d'Italie, riche en sources sulfureuses thermales.

(3) Médecin grec, du Ier siècle avant N.-S. J.-C.

(4) Baïes, ville d'Italie près de Naples, célèbre par ses bains thermaux.

(5) Petite ville du Royaume de Naples (sources chaudes).

dérables, édifiés avec une splendide magnificence. Dans notre département de l'Allier, une importante station thermale, *Néris*, nous en donne la plus concluante des preuves ! Les fouilles qui y ont été entreprises ont donné un résultat tel, que, les débris que y ont été découverts montrent jusqu'à quelle hauteur s'éleva l'art de l'architecture luxueuse dans la construction des établissements thermaux fondés par le peuple roi !

Des débris de tous genres, des ouvrages variés, de tuilerie, de briqueterie, des chapiteaux chargés de feuilles d'acanthe, ou décorés de figures d'animaux, des marbres transportés à grands frais de la Grèce et de l'Italie, marbres blancs statuaires identiques à ceux de Paros et de Carrare, des statues de bronze et de marbre, des médailles de toute espèce. En plus, des restes d'immenses aqueducs, de palais, d'amphithéâtres, des thermes, des temples, de princières villas et des pavés en mosaïque. Circonstances qui peuvent se rencontrer de pair, et sur le même plan, que l'on peut retrouver, dans le même degré de gloire que toute l'histoire assigne à plusieurs villes les plus fameuses du monde entier, comme *Athènes, Alexandrie, Rome, Jérusalem !* Leurs ruines sont encore éloquentes. Elles manifestent avec éclat leur première puissance, leur étendue, comme aussi les merveilles des monuments ensevelis sous leurs décombres ! Et Pline a bien raison, lorsque, en parlant des eaux minérales, il disait qu'*elles construisaient des villes* (1). Ces paroles peuvent s'appliquer à tous les temps, si bien dans toute l'antiquité que pour les temps plus modernes, encore ! En effet, si de nouvelles villes ne se construisent plus près des sources thermales, les anciennes qui y existaient déjà s'y sont agrandies au quintuple de nos jours mêmes. Pour notre pays de l'Allier en particulier, *Vichy-Néris, Bourbon-l'Archambault*, viennent corroborer le dire de Pline. Si les Romains, comme l'histoire le constate, se sont montrés si fervents dans la question des eaux minérales, et de leur emploi médical pour conserver la santé, ils en sont redevables aux Grecs. Ce peuple savant et libre, fondateur d'institutions libérales et d'établissements utiles, considérait la santé comme le plus beau des attributs que la divinité eût faite à l'homme, et l'adorait sous le nom d'*Hygie*.

(1) Urbes quæ condunt.

Aussi, jaloux de conserver ce don précieux, ils ne négligeaient rien de ce que l'expérience et l'observation purent leur dicter. De là, sont nés les principes de l'hygiène, et plus encore, ses préceptes. Car, nul ne saurait s'y tromper. Hippocrate, ce père de la médecine, le divin Hippocrate, Grec lui-même, nous l'enseigne dans son immortel ouvrage : *De aere, aquis et locis.* Ainsi donc, les médecins grecs qui importèrent à Rome ces *théories*, dans lesquelles la *pratique* des eaux minérales tient une large place malgré toute l'aversion dont les couvrit Caton le Censeur, et les moqueries satiriques de Juvénal (1), inoculèrent chez le peuple-roi le goût de la *médication* par les *eaux minérales* et, ils ont été bons prophètes !

Les temps de barbarie qui suivirent la chute de l'Empire romain, ainsi que la destruction de ces vastes cités ; la disparition de ces splendides monuments, les témoignages de leur opulente magnificence, ont été pour les historiens une lacune qu'il leur a été impossible de combler dans leurs recherches. Tout ce qu'il est possible de constater, c'est que les débris de l'ancienne civilisation de Rome impériale, cette ville, veuve de cent empereurs, suivirent Constantin à Byzance. Les beaux-arts se fixèrent en Orient. Tout en y occasionnant le luxe et en même temps lui inculquèrent aussi le plaisir, le goût des *eaux minérales*, et la fréquentation des *Thermes.* Ce goût s'y est perpétué d'âge en âge ! Et les usages de ces eaux chaudes en bains furent considérés comme sources de délices, comme il est possible de s'en rendre compte d'après les dissertations des historiens, sur les bains orientaux et leur magnificence !

Cependant, que nous reste-t-il de ces illustres et mémorables époques? que la tradition de leur gloire et de leur autocrate domination? Que nous offriraient à la vue ces antiques cités autrefois si florissantes par leurs richesses et leur luxueuse civilisation? Des amas de ruines, là, où brillaient des palais de marbre, des thermes superbes, des statues de bronze et de majestueux arcs de triomphe !

Là, dans l'ancienne Grèce, après des milliers de siècles qui fut soumise à d'horribles cataclysmes, et, où les derniers descendants de Léonidas firent des efforts suprêmes pour recon-

(1) In Româ ! Quid ultra ! Omnia Græci ! Concumbant, omnia Græcè ! (Juvénal.)

quérir leur liberté et secouèrent l'odieux joug des barbares
Osmanlis, ces Turcs de la dynastie d'Osman !

Là, en Grèce, à Athènes, on a pu voir la désolation où floris-
sait jadis un horizon ensoleillé, l'éclat de monuments à l'architecture splendide, rayonnant sous un ciel d'azur com-
plets chef-d'œuvres, comme les thermes de *Pa'myre*, aujourd'hui anéantis ! Et, sur les débris des colonnes de basalte,
de granit, sur les chapiteaux qui les décoraient, maintenant
couverts de végétations et de mousses parasites, des chiens
errants viennent souiller de leurs excréments les ruines de ces
monuments, élevés à la gloire d'une grande, d'une célèbre et
inoubliable nation !

Ce qui s'applique à l'antique Grèce, peut, pour les mêmes
causes, s'étendre aux thermes d'Egypte, d'Alexandrie, de
Thèbes et de Memphis ! Il en est ainsi pour Rome ; que sont
devenus dans tous ces cataclysmes les thermes de *Caracalla*
et de *Dioclétien?* Et comme ceux des Gaulois détruits de
fond en comble, leurs restes sont ensevelis pour jamais !
Les brusques coups de pioche des Vandales, barbares incons-
cients, en sapant la civilisation, la frappaient dans ce témoi-
gnage effectif, matériellement élevé en l'honneur de ces peuples franchement libéraux, autant qu'intellectuels ! Aussi,
combien doit-on louer le zèle, le talent, l'érudition de ces fouil-
leurs et savants archéologues qui ont su tirer de l'oubli, offrir
aux hommes étonnés, en soumettant à leurs regards, des monuments ensevelis, monuments merveilleux! C'est ainsi leur
apprendre l'histoire touchant la puissance de ce point célèbre
des empires détruits !

III

Que devinrent les sciences (1) dans ce cataclysme universel?

Les Arabes s'emparèrent du domaine des sciences, les trans-
portèrent ensuite en Italie, en Espagne, et nous conservèrent
ainsi ce dépôt précieux qui, sans eux, nous eût échappé par
suite de l'incendie de la bibliothèque de la ville d'Alexandrie,
qui y fut allumé par le terrible Omar, deuxième calife des
Musulmans, qui s'empara de la Syrie, de la Perse et de l'E-

____

(1) Cette question importante a été foncièrement traitée dans notre
ouvrage *Les Moines et le Moyen Age, et de leur influence sur les sciences
naturelles* (in-8º de 297 p., 1876).

gypte. L'Occident, à la suite de ces désastres, resta plongé dans la superstition. Cependant à la chute du polythéisme, et à la chute du bas-empire, le moyen âge qui les suivit dans sa première période, fut moins soumis au fatalisme que la seconde qui lui succéda. Les peuples païens, adoptant grâce aux apôtres les dogmes de cette sublime religion chrétienne, conservèrent la croyance aux fontaines minérales car ils les avaient placées sous la protection de leurs dieux indigènes, veillant sur des sources renommées, (*Bormo*, à Bourbon-l'Archambault, et *Nerio*, à Néris, dans notre département de l'Allier, en sont les frappants témoignages). — C'est alors, que les apôtres du christianisme ne pouvant croire qu'ils viendraient à bout de détruire cette manière de voir, s'appliquèrent du moins, à la faire servir à la religion nouvelle, comme l'aidant à ses progrès. Ils placèrent ces sources sous l'invocation des saints aimés du peuple. C'est alors que l'on vit toutes ces sources minérales merveilleuses, les unes, dénommées *Saint-Martin*, *Saint-Mayeul*, *Saint-Odile*. Et ces eaux étaient toutes réputées d'un grand secours pour les hommes, comme pour les animaux.

Cependant il n'en fut point toujours ainsi. L'oubli de ces événements particuliers touchant les sources minérales se fit irrévocablement sentir.

Les derniers siècles en effet, du moyen âge, furent marqués par de grandes commotions politiques, de longues guerres et de terribles fléaux. Les famines, les invasions remplissaient le peuple d'indicibles terreurs ; ignorant et superstitieux, il attribuait ces maux à l'action d'un pouvoir surnaturel, aux adeptes de la magie. La timidité et la superstition lui faisaient voir partout des *fées*, des *sorciers*, des *loups-garous* et *entendre des sabbats*, partout où les ennemis de la religion avaient porté leurs pas, et dans les lieux les plus sombres et les plus reculés ! Comme il est facile de le voir, la magie, la féerie succédèrent aux idées poétiques des nymphes, des naïades et des ondines et à la certitude de leur protection sur des sources et sur des fontaines renommées pour les bienfaits qu'elles procuraient aux souffrances humaines !

On pourrait, sans se tromper, dire qu'à cette période historique une espèce de maladie morale y régnait épidémiquement et favorisa singulièrement, et dans toute sa brutalité un puissant empirisme! D'où cette phalange de jongleurs, d'histrions et de bateleurs, fauteurs de secrets, qui amusant le peuple, lui coupait en même temps sa bourse !

L'Occident, comme nous l'avons dit, après tant de désastres resta plongé dans l'ignorance et la superstition, pendant que l'Orient était en pleine lumière ! Car les Arabes y avaient apporté tous les éléments scientifiques inhérents à toutes les branches en partie, et surtout à ce qui a rapport à la médecine, aux prodromes de la chimie naissante et de l'ancienne pharmacie.

D'après ces documents, il est facile de tracer le tableau de l'anarchie médicale de cette époque du Moyen Age presque livrée à la plus intense barbarie ! Pleine de superstition, sous l'empire du fatalisme, la population s'occupait peu de la santé du corps, elle ne pensa qu'à celle de l'âme (1). Les cloîtres étaient devenus l'objet principal des sensations de cette période! Les valétudinaires, suivant l'opinion du célèbre médecin Bordeu, allaient y ensevelir leurs infirmités, dissimulant leurs douleurs, ne sachant, (et ce avec raison, à qui se fier!) Ils étaient bien loin d'en faire parade; s'adresser aux Juifs qui s'étaient emparés de la médecine, ils ne l'auraient certainement pas osé, car ils étaient généralement détestés et d'un autre côté les Arabes, autres ennemis des chrétiens, en possession des grands principes médicaux, leur semblaient suspects. Les moines attirèrent donc tout le monde dans leurs couvents. Dans ces monastères, ils y créèrent des hôpitaux, ils y édifièrent des églises, s'y occupèrent d'agriculture, y plantèrent des vignes, des champs furent consacrés à la culture des plantes médicinales, des pharmacies et des dispensaires y furent créés ! C'était, du reste, à cette période, si curieuse, comme si particulière de notre histoire de France, le moment où le peuple humble, devint plus *serf* qu'il n'était vassal, toujours sous la crainte bien fondée, des invasions presque incessantes, il se cantonnait dans les maisons, ou se rapprochait des églises, des châteaux forts, et surtout dans

(1) L'auteur de ce mémoire est loin de juger l'époque du moyen âge, comme sujette à une si sévère critique, si une période de ce temps peut être considérée comme puérile, il en fut une la plus importante qui eut beaucoup de grandeur: Architecture. Etudes sérieuses. Nombreuses universités, pléiade de savants professeurs illustres, dans le clergé, comme dans les célèbres laïques.

les monastères (1), qui, joignant la charité à l'asile, recueillaient nombre de gens qui aimaient à y vivre, et ce, avec d'autant plus d'empressement que les travaux qui les attachaient à la glèbe dans le couvent même, ne leur étaient pas imputés comme serfs, avec toutes les cruelles rigueurs qui furent employées à leur égard par les seigneurs féodaux, exposés aussi aux vexations des routiers, voleurs de grands chemins qui, en dehors du cloître, infestaient les campagnes. Tel est ainsi sommairement éclairci un point du tableau que nous présente une phase de cette période.

Voici les causes qui, pendant dix siècles réduisirent les sciences à la plus stricte stagnation. L'esprit humain se débattit dans d'épaisses ténèbres. Par de rares intervalles, des hommes intelligents cherchèrent à les dissiper non seulement pour les autres, mais encore pour eux.

Cet état de torpeur dura jusqu'au moment où l'enthousiasme des croisades s'empara d'une partie de l'Europe occidentale. De ce fait, des relations s'établirent avec l'Orient, des voyages furent entrepris ; le commerce qui en résulta ranima les contacts. Les idées que les Arabes d'Espagne avaient jetées dans l'Occident y furent grâce à ces événements, des germes de succès ! Les gigantesques murailles de la féodalité commencent à s'écrouler, un air nouveau de progrès semble mettre en déroute les idées d'abrutissement, prêtes à s'enraciner dans le sol de la France. Pour la médecine, l'école de Salerne se montre avec distinction. Il paraît un grand nombre d'essais sur toutes les sciences, compilations des ouvrages anciens et ceux des Arabes. La botanique, la zoologie jusqu'à la fin du xive siècle étaient réduites aux observations qui étaient plutôt fabuleuses que médicales.

L'histoire des *Eaux minérales nulle !* Les sources thermales n'étaient plus connues que dans les lieux où la simple nature en avait fait tous les frais, et encore non suivies. On affectait de laisser tomber en ruines ou de détruire les travaux des Romains près des sources minérales ! La chimie était consacrée à la recherche du grand œuvre. On n'entendit plus parler des eaux *thermales* qui ne furent plus considérées que comme une

---

(1) Voir notre ouvrage : *Les Moines au Moyen Age et de leur influence sur les sciences naturelles.*

espèce d'arcane! Avicenne, célèbre médecin arabe, dans son *Canon*, est le seul qui en fît mention, au vi[e] siècle, et encore cet ouvrage n'est qu'une simple copie de lPline. Bref elles furent complètement oubliées par les médecins qui se livraient à la philosophie scolastique, la logique, sciences à la mode alors.

La seule source thermale connue dans les Gaules et qui fixa l'attention, fut celle d'Aix-la-Chapelle. Charlemagne y fut fît construire un vaste bassin pour s'y baigner avec sa famille. Après sa mort il n'en fut plus question.

Cependant, à la fin du xve siècle, un changement s'opéra. Des événements extraordinaires se succédèrent avec tant de bonheur, que les sciences se secondèrent les unes les autres !

Et depuis ce siècle jusqu'aux temps actuels, on peut regarder comme merveilleuse leur marche aussi brillante que rapide. Pour le début, l'invention de la poudre à canon, de l'imprimerie, celle de la boussole, la découverte de l'Amérique par Christophe Colomb, et le doublement du cap de Bonne-Espérance par les Portugais facilitèrent les rapports entre les nations, étendirent leurs idées et les multiplièrent! Et, dès ce moment, les érudits et savants écrivains, de moins en moins exposés aux vexations superstitieuses furent sûrs de trouver asile chez des esprits plus élevés. Il en résulta quelques guerres de religion ! Elles amenèrent des changements indéniables dans la politique et sa constitution, qui influèrent avec succès sur les progrès des sciences. Ces causes les ressuscitèrent, et les élevèrent à cet apogée dont on ne trouve aucun exemple, si ce n'est que sur la terre de France. On ne saurait non plus oublier, que la médecine qui subit toujours les secousses imprimées, tant au physique qu'au moral des nations, joua un rôle très important dans le renouvellement général des lettres. Elle éprouva une révolution toute particulière à la suite de la naissance de la chimie. Et, jamais son intervention ne s'y fît plus utilement sentir que par les maladies qui surgirent ! Faut-il mettre en première ligne les maladies vénériennes, lesquelles infestèrent la France? Vers le xvie siècle, tout particulièrement, elles donnèrent lieu à cet élan, lequel, dans un but complètement humanitaire, sollicita et occasionna un retour à l'usage médical des *eaux minérales*, objet de notre brève étude !

CHAPITRE II

Résurrection des eaux minérales. — Naissance de la science hydrologique proprement dite. — Les savants italiens en furent la première cause au xve siècle.— Les savants, dans les siècles suivants jusqu'au xviiie inclusivement, s'attachèrent à l'étude des eaux minérales, et en firent ressortir les principales propriétés. — Noms des principaux personnages qui, par leurs recherches, mirent en évidence ces eaux, devenues aujourd'hui une importante médication dans la thérapeutique.

Les Italiens furent les premiers à contribuer au xve siècle, à la résurrection des eaux minérales. Le premier qui eut cet honneur, est un médecin du nom de Michel *Savonarola*, qui donna en 1498, un traité sur les eaux thermales de l'Italie. Dans les xvie et xviie siècles, les médecins ne négligèrent point l'emploi des eaux minérales dans la thérapeutique. La naissance de la chimie, l'attrait que procurait cette science, l'ardent désir des médecins novateurs aidés par les souverains, de voir les eaux minérales utilisées dans l'art de guérir, fut ce qui les soumit à l'attrait comme à l'attention générale. Toujours, comme dans les commencements du xve siècle, un siècle après, en 1588, au xvie siècle, un savant italien, du nom de Baccius, composa un traité des eaux minérales les plus célèbres de l'Europe (1), tout en indiquant les procédés de reconnaître leurs principes constituants et leurs propriétés médicales, il déplore qu'elles soient entre les mains des baladins. Après les désordres religieux et civils qui avaient désolé le commencement de son règne, Henri IV consacra de son autorité l'enseignement des eaux minérales. Ces eaux, remèdes naturels, tout particulièrement chimiques, et leur analyse occupèrent les médecins qui, par système, ne s'attachèrent point au côté purement *galénique*. Pendant son séjour dans les Pyrénées, ce monarque pressentit combien des abus pouvaient devenir dangereux, si une réglementation n'était pas imposée au débit comme à leur usage par les charlatans. Aussi, dès son avènement au trône, il rendit, en 1602, des édits et des lettres pa-

______

(1) Il s'étend longuement sur les eaux minérales, et cite des eaux alumineuses, cuivreuses, soulphreuses, bitumineuses, ferrées, nitreuses, plastreuses, etc.

tentes, par lesquels il nomma des intendants et surintendants chargés, non seulement de la haute surveillance des *eaux, bains et fontaines minérales*, mais encore d'en recueillir les faits bien, reconnus et avérés. Louis XIV, Louis XV et Louis XVI confirmèrent par la suite ces édits. Cette impulsion royale fut puissante à cette époque, où la royauté comptait pour quelque chose. N'aurait-elle servi qu'à fixer toute l'attention des médecins et des chimistes sur les sources minérales, c'en était fait, dès lors, la science des *eaux thermales était fondée*.

De cet élan, se ressentirent, par voie de succession, les xvie, xviie et xviiie siècles. Au xvie siècle, en 1605, parurent les ouvrages de Fallope (1), de Jean Bauhin (2), qui faisaient un grand éloge des eaux minérales. Au xviie siècle, Louis XIV, atteint de la fistule à l'anus, fit analyser par son médecin Fagon, les eaux de Bonnes et de Barèges, pour savoir si elles ne pourraient pas lui être de quelque utilité. Et *Chirac*, médecin français, qui vécut de 1650 à 1732, par ordre du régent blessé, étudia avec soin celles de *Balaruc*.

En 1645, *Albert Gesnert*, naturaliste et médecin de la Bavière, s'occupait des eaux minérales de la Suisse. *Frédéric Hoffman*, médecin chimiste de *Halle*, Haute-Saxe, préludait à celles d'Allemagne, *Duclos* et *Bourdelin*, furent chargés par l'Académie des sciences de Paris, de faire l'analyse des *eaux minérales* de France, et leur travail parut en 1675. *Lister*, en 1682, vantait celles de *Bath* et *Buxton*, en Angleterre, il reconnut, un des premiers, qu'elles contenaient des *carbonates calcaires*. En 1683, Moyse, médecin chimiste et physicien, annonça ses expériences sur les eaux minérales. En 1727, Boulduc présenta une nouvelle manière de les analyser, et prétendit qu'elles contenaient du *natrum* et de la *soude*. En 1746 et 1748, Antoine de *Bordeu*, célèbre médecin, né à Iserstes (Béarn), fit imprimer des lettres sur les eaux de cette contrée. En 1752, Leroy y découvrit du *muriate de chaux*. *Venel* livra à l'Académie des Sciences son travail sur l'imitation des *eaux de Seltz*, et annonça la découverte de l'*acide carbonique* par Black, chimiste d'origine écossaise, né à Bordeaux, en 1728. En 1756, le chimiste Homme y rencontra dans l'analyse un

(1) Chimiste italien, en même temps anatomiste, 1523-1562.
(2) Minéralogiste, botaniste, né à Bâle, 1541-1613.

nitrate calcaire. Une année avant, *Margraaff*, chimiste alle-
mand y avait signalé le *muriate de magnésie.* On vit aussi
paraître à cette époque les expériences de *Black, Priestley* (1),
de *Rouelle* (2) sur les eaux acidulés. En 1766, *Mayen* fit l'analyse des eaux de Bagnères-de-Luchon. En 1779, *Monnot* mit
au jour une nouvelle *hydrologie des eaux minérales.* Par ordre
du gouvernement, Raulin publia un *traité analytique des eaux
minérales* en général. *Buchos* composa un dictionnaire hydrologique. *Venel*, en 1773, avait présenté ses recherches sur les
eaux minérales. François *Bordeu* publia ses observations sur
les maladies qu'il avait pu faire à Barèges. Frédéric Hoffman
fit imprimer ses essais sur les eaux d'Allemagne. *Haller* (3),
Grossène firent paraître un recueil d'*Analyses. Bergman* (4)
découvrit le gaz *hydrogène sulfuré.* De 1779 à 1780, parut l'ouvrage de *Duchanoix* sur les eaux minérales artificielles, et le
catalogue raisonné des eaux thermales par *Carrère.*

On peut juger par cette notice, toute rapide est-elle, combien, à partir du xvie siècle, les eaux minérales thermales firent des progrès dans leur diffusion dans toutes les nations, comme aussi dans la France. D'abord célèbres dans
l'antiquité romaine et grecque, laissées dans l'oubli par les
Gaulois et les Francs, remises en faveur par les Arabes et
les Italiens, depuis toutes ces époques le progrès de la civilisation aidant, leur apogée est aujourd'hui, universellement
incontestable !

Il faut noter cependant que la très grande somme de travaux produits, tout en décelant l'intérêt que même les auteurs
à partir du xvie siècle attachèrent aux études sur les *eaux minérales*, ces études étaient *basées sur des hypothèses.*

Ecrites aussi sur un ton mystique, toutes ces recherches
n'étaient point faites pour attirer sérieusement l'attention.
L'ouvrage le mieux fait, comme aussi le plus digne de consi-
dération, fut celui de *Bordeu*, créateur de la *Science médicale*
des eaux minérales. Il ne tarda pas à associer à sa célébrité
celle de *Condillac* (5) qui vint éclairer la scène du monde sa-

(1) Chimiste anglais, né à Fieldhead, qui découvrit l'oxygène.
(2) Chimiste français, né au village de Mathieu, près de Caen.
(3) Haller, chimiste, physicien, de Berne, 1777.
(4) Chimiste suédois, 1781.
(5) Philosophe français, rue de Grenoble (1713-1780), chef de l'école
sensualiste.

vant. Le premier ramena tout aux lois de l'*observation* la plus rigoureuse, le second, à l'aide de l'*analyse*, dirigea la marche de tous les savants qui furent les créateurs de la *Chimique pneumatique*. On ne saurait sans admiration, considérer cette succession de travaux vraiment immortels qui ont été publiés dans la suite ! Citer *Fourcroy, Proust, Parmentier, Vauquelin, Deyeux, Chaptal, Davy, Klaprost, Gay-Lussac, Orfila, Thénard, Dumas*, ce n'est là encore que le commencement d'une liste que nos savants chimistes actuels viennent augmenter tous les jours.

Et si au xvie siècle et au xviie siècle, des savants du Bourbonnais se sont occupés des études sur les eaux minérales, au xixe siècle un savant pharmacien-chimiste du pays, et Bourbonnais lui-même, feu M. Jules Lefort, a su, par son talent tout spécial, porter (comme les savants cités plus haut, appartenant à la pharmacie pour la plupart), la science de l'analyse des eaux aussi loin que les instruments physiques de précision le permettent !

C'est pour ce motif, qu'auprès des noms des précurseurs de la science *des eaux minérales*,, Jean Banc, Jehan Aubery, Pierre Perrault, qui composèrent à ce sujet en 1586, 1604, 1605 et 1620, d'importants ouvrages, nous avons tenu d'y faire mention de celui de M. Lefort, comme eux notre compatriote Moulinois !

CHAPITRE III

Causes de la chaleur des eaux thermales.

Opinions imaginées par les savants de l'antiquité sur ces phénomènes. — Efforts des physiciens, des médecins et des philosophes de tous lés temps, pour en approfondir les causes. — Résumés de leurs idées. — Leur invraisemblance.—Manie incontestable de tout expliquer sur ce mystère.— Bonne foi des uns, ingéniosités séduisantes des autres, etc.

Rien n'est plus naturel, semble-t-il, que les savants de toutes les époques se soient demandé et aient en même temps désiré connaître la cause d'une merveilleuse opération qui procure la chaleur aux eaux minérales (1), qui augmente en même temps leurs vertus médicamenteuses. Curiosité toute légitime, en effet ! Ce serait un travail fastidieux d'exposer toutes les opinions émises à l'égard de ce fait scientifique mais encore peu résolu. Beaucoup d'auteurs ont voulu y prouver leur bonne intention, beaucoup aussi, pour donner à leur pensée une tournure attrayante, ont enveloppé leur raisonnement d'une spécieuse ingéniosité.

Voici pourquoi, et en simple analyste, nous décrivons (non sans commentaires), les appréciations des différents auteurs lesquels à la fin du xviie siècle et au xviiie, mirent en lumière leurs idées, leurs appréciations qui, toutefois, seraient, et sont loin d'être considérées comme devant être des vérités fondamentales. Nous nous empressons toutefois aussi, d'affirmer qu'en historien fidèle, notre rôle est celui d'un simple *analyste* des faits passés touchant la science des eaux minérales. Poursuivons donc très rapidement l'exposé des idées, les suppositions et les théories des anciens chimistes, physiciens et naturalistes dans les diverses périodes, de l'antiquité jusqu'au xviiie siècle sur :

La cause de la chaleur dans les eaux thermales minérales.

Ce furent les Grecs, ces premiers maîtres en médecine, que les recherches sur la *chaleur des eaux minérales* attirèrent, tout en excitant l'attention de leurs médecins. A leur tête, se ren-

(1) Citons ici une courte observation de Galien : Il disait en raillant, que le chaud et le froid, le sec et l'humide dans leur connaissance, appartiennent plutôt au jugement des *baigneurs*, qu'à celui des *médecins* ! (*De Sanitate tuendâ*, lib. III.)

contre Empédocle, né à Agrigente, au ve siècle. Médecin et
philosophe, il s'occupa vers sa fin de cette question relative
à la *chaleur des eaux minérales* ; car les Grecs considéraient
ces sources chaudes comme émanant de la divinité, et elles
étaient pour eux un véritable principe médical. Empédocle
émit l'hypothèse de feux souterrains alimentés par des éléments inépuisables, d'immenses agglomérations de corps organisés qui ornaient jadis les monts dans leur création, et leurs
formations premières, et qui s'écroulèrent avec eux dans un
cataclysme général, mais dont l'époque n'a jamais été connue ! Ces substances incandescentes fournissaient, suivant lui,
aux eaux, outre la chaleur, les *gaz*, les *sels* et *autres éléments*.
Cette thèse fut soutenue par le savant Père Jésuite (1) Kircher
qui vécut de 1602 à 1680, et par le fameux médecin Bordeu
(1722-1776). Pour cette théorie, on pourrait supposer ceci. :
que les monts desquels parle Empédocle ne seraient que des
volcans effondrés, et que malgré l'approbation donnée par
ces deux savants précités, cette théorie ne saurait s'appliquer
à toutes les régions. Ce ne serait qu'aux pays proches des
volcans. Elle ne conviendrait pas non plus aux eaux minérales des Pyrénées, où de pareils cataclysmes et révolutions du sol ont été inconnus ; car nul touriste n'a pu y
constater aucun vestige de ces perturbations terriblement
stupéfiantes qui auraient pu désoler tant de lieux mon-
tagneux. Dans les temps modernes des savants admet-
taient dans le centre de la terre, l'existence d'un *feu* sous
forme de charbons ardents et sans flammes ! D'autres adop-
tèrent et admirent cette théorie. Mais elle ne sembla pas devoir persister du moment où on réfléchit que cet état de choses
ne fût pas susceptible d'être sérieusement considéré, puisque
l'air est indispensable à l'accomplissement de la combustion.
Peu satisfaits de ce système, plusieurs physiciens supposè-
rent que la *fermentation?* produisait la chaleur des eaux minérales, du moins en grande partie (2). Mais, ils avouaient

(1) Ce savant jésuite est l'auteur d'un important ouvrage *Le Monde
souterrain*, divisé en huit livres : sur le centre de la terre, les rochers, les
métaux, les feux souterrains, les propriétés des eaux de la mer, des fleuves
des lacs, sur les sels de la terre et sur ceux des eaux : nitre, alun, vitriol,
etc., etc.
(2) Faisons remarquer cependant à propos de fermentation, que le fameux médecin chimiste Boerhaave n'est pas loin, d'après le savant Agri-

leur embarras pour en assigner la *nature*, et le *comment* de cette fermentation. Des chimistes zélateurs se montrèrent moins timides, et affirmèrent qu'il existait entre leurs procédés et ceux de la nature une parfaite connexité. C'était le résultat des *affinités chimiques.*

Selon leur opinion, des acides abandonneraient leurs *bases*, pour contracter de nouvelles combinaisons. Or, comme les nouvelles *combinaisons* ne se produisent jamais sans que les décompositions qui en résultent, donnent à peine, une certaine quantité de calorique, cette cause de la chaleur des eaux est tellement futile, qu'aux yeux de la science actuelle, elle paraît insuffisante et nulle. D'autres physiciens et chimistes de la même période, émirent l'idée que la chaleur des eaux minérales était due à la décomposition du *sulfate de fer.* Cette substance, abondante dans le sein de la terre, produirait jointe à d'autres, par leur arrosement continuel, de la chaleur, et l'eau en les dissolvant, causerait sans cesser des *ébullitions*, comme de puissantes *effervescences* qui seraient la *cause d'un grand développement de calorique*, en le mettant en liberté, la disposeraient, à se combiner avec elles, tout en entraînant en commun les gaz et autres principes qui les *minéralisent.* Qu'il nous soit permis d'ajouter que si au nombre de tant d'hypothèses émises comme exprimées sur le même sujet il s'en fût rencontré beaucoup d'incroyables en voici une du moins susceptible de quelque vraisemblance. La chimie peut à volonté soumettre à l'action du feu des *pyrites* et obtenir ainsi un certain degré de chaleur, qui imite en apparence dans les opérations de ses laboratoires ces opérations souterraines. Toutefois, ces faits sont encore bien éloignés de pouvoir réunir des conditions susceptibles de résoudre ce problème. En effet, n'existe-t-il pas des sources thermales minérales qui ne contiennent *ni fer, ni soufre, ni gaz inflammables?* Chose qui ne saurait arriver, si l'arrosement des pyrites produisait toujours leur chaleur sensible.

Enfin, on peut ajouter : n'y a-t-il pas des eaux *sulfureuses* dont la température est toujours égale et même au-dessous

cola, de considérer comme une action de *fermentation* la dissolution par l'eau, des *métaux* et des fossiles. Elle leur donne la forme d'une liqueur à laquelle on a donné le nom de gur métallique, ce qui constitue un suc salin, onctueux qu'elle dissout et qui en fait l'eau minérale.

de celle de l'air ambiant? Pourrait-on du reste affirmer péremptoirement que les procédés, œuvres de la nature, pour la décomposition des sulfures, sont les mêmes employés par les chimistes dans leurs laboratoires? Quoique semblant de prime abord, d'une certaine vraisemblance, mais expliquant très incomplètement la *cause de la chaleur des eaux minérales* ce système doit être non avenu (1). Reste maintenant à noter l'appréciation des physiciens sur le rôle joué par l'*électricité* sur la chaleur des eaux thermales. Parmi eux, il y en a, il y a plus d'un siècle, qui l'ont fait intervenir à ce sujet. Ces savants pensaient que le *fluide électrique* (2) si répandu généralement partout, pourrait mieux que tout autre agent procurer la chaleur aux eaux thermales. D'après leur système, tout concourt dans les entrailles de la terre à donner aux courants électriques, la plus grande efficacité à la décomposition des corps ; leur choc près des réservoirs d'eau salée, les amas de roches, métalliques terreuses produisent des sommes de calorique suffisantes et même plus fortes qu'il n'en est besoin pour maintenir ces eaux à leur température thermale ordinaire.

Mais le fluide ordinaire électrique, cette cause de tant de curieux phénomènes, traverse quelquefois les corps, les pulvérise, sans produire aucuns changements dans la température environnante, et l'on serait ainsi porté à penser qu'il y aurait lieu d'être tenté d'en supposer deux espèces. — Ne pourrions-nous pas ajouter que les eaux minérales ne sont pas composées des mêmes principes, et ces principes consécutifs, très multipliés dans l'intérieur de la terre, reçoivent et traversent sans préparation le fluide supposé ; il nous faudrait donc admettre que ces mêmes corps y furent placés comme les disques de la pile de Volta? Or, quelle que soit l'ingéniosité de cette conjoncture, elle explique mal la température toujours

---

(1) Toutefois, la radio-activité, et son étude approfondie, sera susceptible de la résolution de ce problème si intéressant, et dont les phénomènes sont inexpliqués, malgré les recherches des savants qui, de tous les temps, se sont préoccupés de leurs origines.

(2) Voir à ce sujet : *Electricité*, les mémoires de l'Académie des sciences (1530-1734). Les principales expériences inventées sur l'électricité, par un Anglais sir Etienne Gray (1720), le physicien Dufay, les exécuta, en 1737 et fit beaucoup de recherches intéressantes sur le fluide électrique, L'électricité n'ayant été bien connue que par des expériences qui étaient, récentes en ces années (1733-1734).

uniforme de nos sources minérales, et cette constance dans la quantité des principes qui la constituent (1).

Un minéralogiste du siècle dernier, M. Fabas, constatant l'insuffisance de ces théories, tâcha d'y suppléer dans ses observations sur les montagnes. L'opinion qui en fait la base est une des conséquences de ces idées brillantes de l'auteur sur leur formation, et sur le principe qu'il suppose leur donner parmi les corps organisés. Ce savant possède une imagination féconde qui a semblé répandre un véritable intérêt sur un aperçu nouveau. Analysons donc ces vues et ces hypothèses : Les montagnes, explique ce naturaliste, ne sont point des êtres *bruts*, elles ont au contraire, une organisation particulière dont le but est de puiser dans l'espace les éléments des substances différentes que leurs entrailles recèlent. Le *soufre*, le *fer*, les autres corps simples que les chimistes considèrent comme tels ne sont que le résultat de la combinaison variée de l'*hydrogène* et de l'*oxygène*, du gaz *fixe*, du *fluide électrique*, du *calorique* et de l'*eau*, matériaux composant l'essence de l'atmosphère, comme celle des végétaux, des animaux à quelque peu d'*azote* près que ne contiennent pas les minéraux. L'*oxygène* et les autres éléments absorbés par les montagnes et digérées par cette organisation, sont métamorphosés par les uns en *asbestes* (2), par les autres en *amiante*; certaines élaborent l'*alun*, d'autres les *bitumes ;* beaucoup ont trait aux *mines métalliques*, et à un plus grand nombre des *eaux minérales*, tout cela suivant ce savant, travaille dans les flancs comme dans les cavernes de ces masses prodigieuses, qui furent considérées comme des blocs inertes et sans vie. Pour déterminer l'existence particulière de chaque mont, l'auteur n'a pas recours à la structure inférieure qui en fait des êtres distincts. Que lui suffit-il, pour assurer leur individualité et par suite leurs facultés si différentes? Ce n'est que la forme plus ou moins conique des monts, leur plus ou moins d'élévation, leur grandeur ! Ainsi ces sommités arrondies, ces cimes ai-

---

(1) Toutefois, nous savons que la plupart des médecins des eaux thermales (et plusieurs d'entre eux nous l'ont confirmé), que l'électricité, pendant les temps orageux a une sensible influence sur elles, tandis qu'elles restent tranquilles et sans mouvement pendant un temps calme et sec, la chaleur des eaux est augmentée, le bain peut être moins longtemps supporté. Plusieurs considèrent le fluide électrique comme l'agent médical le plus sensible et le plus vrai des eaux minérales.

(2) Corps analogues à l'amiante (silicate de potasse).

guës, ces pyramides que nous considérons comme le résultat des tremblements de terre, des pluies fortes de longue durée et de tant d'autres météores qui sans cesse travaillent à ruiner les monts sont pour ce naturaliste des signes caractéristiques de leur vitalité et de leur indépendance. Enfin, il ajoute à sa manière de voir que : la force qui produit les minéraux, les évolutions géologiques sont la *cause de la chaleur des eaux minérales !*

C'est là, en effet, une manière étrange bien opposée aux idées théoriques admises par les auteurs qui se sont occupés de cette intéressante question. Toutes ingénieuses qu'elles sont, elles ne sauraient faire passer dans l'esprit les convictions de ce savant.

En effet, n'aurait-il pas pu assigner par des faits incontestables et mis en ordre de rangement selon leurs rapports, et en autant aussi d'ordres de phénomènes qu'il y en aurait eus de différents? Il aurait ainsi pu établir les lois que suivent ces puissances?

N'a-t-on pas appliqué en physiologie, par exemple les modes d'actions principaux de l'élément vital, de la digestion, de l'assimilation, de la respiration et du mouvement musculaire ! Car là comme en pathologie, si l'origine des éléments, de leurs importances respectives est souvent insuffisante, si cette origine bien connue de l'organisation des animaux, des végétaux est aussi elle-même insuffisante pour expliquer ces fonctions sans l'intermédiaire des causes occultes : comment pouvoir avoir raison des phénomènes que présentent les montagnes, les contorsions géologiques, où l'on n'aperçoit aucune trace d'organisation, aucun rapport de structure, aucun suc vivifiant, ni aucune circulation qui les changent, ou qui les dénaturent? Tout en voulant que les révolutions terrestres accomplies sur le globe, et que la force qui produit les minéraux soient la cause de la chaleur des *eaux minérales*, il explique par elles l'invariabilité de leur température et de leur volume. Ce serait faire dépendre des phénomènes toujours uniformes, de causes très variables, si on s'en rapporte à l'inconstance de la chaleur de l'atmosphère, des émanations vaporeuses, fuligineuses, végétales et animales? Car le froid, les condense, la chaleur les attire, l'humidité les dénature, quand les vents ne les balayent pas?...

Nous l'avons dit plus haut, cette manière d'exposer ces

phénomènes, susceptibles de faire reconnaître ou de rechercher la *chaleur des eaux minérales* par la ruine des monts, par les pluies de longue durée, et de tant d'autres météores, qui concourent à leur destruction, n'est pas plus convaincante qu'elle n'est conforme aux idées actuelles, ni à la science du jour !

Mais, nous aurions très sûrement la clef de ces différents systèmes et théories, si outre les éléments que contiennent les montagnes, et qui en maintiennent la cohésion, ces dites montagnes ou monts dont parle le naturaliste cité plus haut possédaient deux espèces de cheminées qui, tour à tour, puiseraient et excréteraient les éléments qu'elles renferment !

En rapportant tout ce qu'on a pu dire de vraisemblable sur la température des eaux minérales, l'auteur de ce modeste conspectus ne remplit que le rôle de simple historien en cette matière, qu'il a consciencieusement analysée pour un point assez curieux de l'hydrologie minérale, quoique en toute vérité la médecine pratique n'ait rien à gagner à des essais de ce genre ! Ce qu'il peut y avoir d'intéressant, cela ne saurait l'être que pour les naturalistes, les géologues et les chimistes pharmaciens !

Personne n'ignore, en effet, les progrès accomplis par la chimie, et les eaux minérales sont bien de son domaine. Ne lui en reste-t-il plus rien à faire dans leurs théories ? Cependant leurs propriétés sont-elles toutes du ressort de la chimie ? Le fluide *électrique, magnétique, la lumière dans tel état,* le *calorique dans tel autre,* s'ils n'agissent point sur leurs principes constituants, ne concourent-ils pas à l'effet qu'ils produisent, en prédisposant nos corps à pathologiquement les subir ?

Toutefois, pour les causes qui occasionnent la chaleur des eaux minérales, malgré les opinions diverses imaginées pour l'explication de ce mystère, c'est encore un phénomène non bien connu. Sera-t-il expliqué complètement plus tard ? car jusque-là, ces causes sont attribuées à des actions *électro-chimiques* en raison *peut-être de la chaleur du globe.* Or, le *peut-être* n'a jamais été une *certitude !* et la science positive n'a pas dit son dernier mot !

(1) Tous ces documents, relativement à cette question : *Des causes de la chaleur des eaux minérales,* ont été puisés dans les auteurs suivants, à partir des XVIe, XVIIe, XVIIIe siècles, sans compter ceux de l'antiquité dont nous avons parlé : Kirckner, Bordeux, Fallope, Labretonnière, Etmuller, Gianetti, Valmont, de Bomard, Dubé, Socquet, Martinet, Fabas, etc., qui s'en sont particulièrement occupés.

DEUXIÈME PARTIE

CHAPITRE IV

Les bains : simples, minéraux, romains, grecs, égyptiens. — Celse, Esculape, Asclépiade, Sénèque, Athénée, Plutarque.—Opinions médicales, philosophiques. — Les étuves. — Vitruve, Mercurialis, Caligula, Adrien, Suétone. — La médecine gymnastique et les thermes. — Les parfums. — Cicéron. — L'école de Salerne. — Opinion de Voiture, poète français. — Les idées d'Asclépiade partagées par les auteurs anciens et modernes. — Résurrection des eaux minérales. — Conclusions historiques.

A mesure que les peuples sentirent l'idée de se réunir, en même temps qu'ils éprouvèrent le besoin de cette union, ils durent s'empresser de choisir, pour y faire leur demeure, là, où les sources d'eaux chaudes s'offraient à leurs découvertes et qui leur présentaient des avantages naturels de salubrité. L'origine des bains se perd dans la nuit des temps, ce fut toujours l'un des besoins de la vie les plus importants pour la conservation de la santé.

Avant même les siècles où les eaux *thermales minérales* fussent découvertes et appréciées, les premiers hommes allaient se baigner dans les fleuves, les rivières et la mer. Si ces bains d'eau simple et naturelle leur apportaient les bienfaits sanitaires dont ils sentaient les effets qui leur étaient appréciables, à plus forte raison, et dans la suite, les bains d'eaux thermales leur furent bien davantage encore.

Les Grecs, au temps fabuleux de leur histoire, connaissaient l'usage des bains ! Heureuse dans sa mythologie, et déguisant la vérité sous le voile du mystère, cette nation en consacra l'usage, et l'utilisa par d'ingénieuses fictions ! D'où le *Taureau* d'Europe, le Cygne de *Léda*, *Vénus* s'élançant au sein des mers sur la conque azurée, et se métamorphosant en poisson pour éviter les attentats de *Thyphon* (1). Le *Styx, Jou-*

(1) Nous avons dit en commençant que nous nous bornions dans ce médiocre travail au rôle d'historien de la science des *temps passés*, et de non moins faible analyste. — Voici pourquoi nous ne franchissons pas les limites que nous nous sommes assignées. — Et c'est pour cette raison

vence, Hippocrène, durent naissance à ce peuple enchanteur qui animant tous les éléments, voulut, par ces allégories, peindre qu'on renaît dans les eaux ; que si le corps y puise une nouvelle vie, une jeunesse éternelle, l'esprit s'y recueille et trouve sous les grottes obscures des naïades inspiratrices des conceptions toujours aussi neuves qu'elles sont aimables et gracieuses ! Chez les Grecs, les eaux minérales thermales furent dès la découverte de leurs sources, érigées par les médecins comme base d'un sérieux principe médical. Le divin *Hippocrate* parle des bains *minéraux* thermaux comme d'un remède très recommandable dans une foule de maladies. *Galien* et *Archigène* en faisaient un principe très prépondérant en médecine.

Sous l'influence des médecins grecs qui apportèrent l'exercice de leur art à Rome les Romains, imitateurs des Grecs, mais plus riches qu'eux, poussèrent plus loin que les autres nations, l'usage et la recherche des bains minéraux thermaux. Leur passion pour ces sortes de jouissances fournit à leurs premiers empereurs l'occasion d'acquérir de la popularité, en construisant des thermes publics et l'on vit successivement *Néron, Vespasien, Titus, Domitien, Sévère, Gordien, Dioclétien,* etc., se disputer l'honneur de les ériger et de les embel ir. Au dire de Sénèque, ils étaient embellis de tout ce qui pouvait satisfaire le goût, et décorés des plus belles productions de l'art. Vitruve en a laissé une description très détaillée (1).

Les riches citoyens usèrent des bains *minéraux* et *thermaux* comme but de sensualité. Ils les employaient pour se débarrasser le corps le plus promptement possible du malaise que la grande quantité des aliments causait à l'estomac ; d'après

---

que nous nous abstenons de toute incursion dans le champ de la science actuelle ! Ce travail, simplement archéologique, ne pourrait avoir que quelque intérêt sur l'étude des *eaux minérales,* en raison de la vogue universelle qu'elles possèdent, et dont elles jouissent aujourd'hui.

Quelques mots sur l'historique des Bains minéraux seront le complément de cette bien modeste étude.

(1) Les thermes comprenaient : *L'Olothæsium,* pour les frictions ; le *Frigidarium,* pour les bains froids ; le *Caldarium* pour les bains chauds ; le *Propnigeum, vestibule* chauffé ; le *Tepidarium,* pour les bains de vapeurs ; le *vestiaire, Appodyterium.* Le bain de vapeur, *Laconicum,* ainsi nommé était d'invention lacédémonienne. La multitude séduite par l'at trait qu'offraient ces différentes sortes de bains, y passait son temps dans les amusements frivoles.

Pline, la *déplétion* était opérée par les sueurs provoquées par une élévation de température, et ainsi accomplie d'une façon pour ainsi dire *contre nature* valait mieux que l'usage du *vomitorium*.

D'après Vitruve, dans l'intérieur des thermes, de grands bassins entourés d'une balustrade recevaient l'eau thermale par divers canaux dans lesquels on descendait par plusieurs degrés. Les bains d'eaux chaudes y étaient bien plus fréquentés que les piscines d'eau froide, et les Romains avaient l'habitude de passer sans danger du bain chaud au bain froid. Pline fait encore remarquer que les Romains en retirèrent un si grand avantage, que l'usage des eaux thermales fit que, pendant plusieurs siècles, on ne connut pas de médecins à Rome. Les Romains prétendaient que les eaux thermales avaient comme propriété précieuse de pouvoir empêcher la décrépitude et de retarder la vieillesse et son cortège d'infirmités. De là les fictions toutes ingénieuses ont pris naissance... Nous avons lu quelque part que lord Bacon suppose que l'histoire d'Eson, rajeuni par les bains médicinaux de *Médée*, ne serait qu'une description allégorique de ces propriétés. Elles s'accordent très bien, et en tous sens, avec l'usage qu'ils en faisaient. Ils honoraient les sources thermales comme *Apollon* sur la terre, et loin de les regarder comme affaiblissantes, ils les avaient dédiées à *Hercule*, dieu de la force. D'après Athénée (1), toutes les eaux chaudes de la terre lui étaient consacrées : le lexicographe *Suidas* (2), *Eustathius* emploient l'expression de : *Balnea Herculea*, comme synonymes de bains chauds. *Minerve* fait jaillir de la terre une eau *thermale* pour y faire baigner *Hercule* pour le rafraîchir et le délasser lorsque, après un long voyage, il eut amené les bœufs de *Géryon* (3) à travers la Sicile, et c'est ainsi, au dire du poète *Pysandre*, qu'elle lui découvrit les bains des *Thermopyles*, auprès de la mer. Comme on peut en juger, fidèles imitateurs des Grecs, les Romains firent une large part des allégories, des fictions mythologiques en les appliquant aux bains thermaux dont ils ont été les fervents partisans.

---

(1) Grammairien grec du II⁰ siècle, né à Naucratis (Egypte).
(2) Suidas, lexicographe grec.
(3) Monstre à trois têtes, roi de la ville d'Erythie, tué par Hercule.

Aussi, en usèrent-ils largement. Ils en firent abus. La corruption des mœurs y trouva, sans contredit des éléments et *Mercurialis* (1) parle de certains règlements de police, dont des officiers nommés *Oèdiles*, en assuraient la sage exécution. Si on se livrait à des observations philosophiques sur ce sujet, la délimitation en scrait bien difficile ! Si les eaux thermales furent vantées pour la bonne conservation de la santé du corps par les médecins du temps, leur usage continuel a été tout autrement interprété par Plutarque et autres philosophes.

Ils avaient jugé que rien n'avancerait plus l'esclavage des Romains, que l'abus des *eaux thermales*. Ils voulaient sans doute parler des débauches qui les accompagnaient et qui finissaient par amollir et énerver leur moral et leur physique : ce qui, en effet, ne tarda pas à se produire. Mais il fut un moment où l'esprit de liberté si heureusement pratiqué en Grèce, se communiqua à Rome. Les beaux rêves de l'*égalité*, devenus *utopies* et discrédités parmi les nations civilisées de l'Europe avaient acquis un degré de réalité si bien accentué que les thermes minéráux étaient peuplés de toutes les classes de la société ! Le magistrat, le chef d'armées, le philosophe s'y baignaient ensemble : l'*eau nivelant* les rangs. On aurait pu y rencontrer Aristide et Hyperbolus (2). Les bains égyptiens, suivant *Savary*, dans ses savantes lettres sur l'Egypte, avaient beaucoup de rapports avec ceux des Romains. Le luxe des thermes y était, paraît-il, poussé à un haut degré si l'on s'en

(1) Médecin italien (xvie siècle).

(2) Hyperbolus, citoyen d'Athènes. Plutarque raconte à ce sujet que Alcibiade et Nicias, les deux plus puissants citoyens d'Athènes, étaient opposés l'un à l'autre, et avaient des factions terribles et puissantes. Voyant que le peuple allait recourir à l'ostracisme et ne doutant pas qu'il tombât sur l'un d'eux, réunirent leurs partis, et par leur cabale, ils firent retomber l'ostracisme sur Hyperbolus qui n'était point honorable. Le peuple fut indigné qu'on eût ainsi flétri et déshonoré l'ostracisme, en en faisant ainsi l'application à un être si méprisable, qui n'avait aucune ressemblance avec tous les grands hommes qui avaient été condamnés à ce bannissement; le peuple, à cette occasion l'abolit, et y renonça pour toujours. Nous avons lu dans la traduction de la vie d'Alcibiade, de Plutarque, par Amyot, que Platon, poète comique grec, et aussi contemporain d'Aristophane fit les vers suivants :

> Quoique ses mœurs ayent en vérité
> Cela est pis, justement mérité
> Tant est que lui personne de si vile
> Condition et de race servile
> N'en était pas digne ; car inventé
> Pour tels gens, l'ostracisme n'a été !

rapporte aux descriptions de ceux de *Memphis*, de *Thèbes* et d'*Alexandrie*. Espèces de palais, où la splendeur sculpturale des colonnes faisait ressortir davantage l'éclat du granit, du porphyre et de l'albâtre qui les décoraient. Comme à Rome, comme en Grèce, les mêmes circonstances pour les bains thermaux, dans leur application et dans les différentes phases de leur nature y sont identiques !

Comment les Romains et les Grecs prenaient-ils leurs bains minéraux et dans quelles conditions s'y livraient-ils?

Le divin Hippocrate, dont la doctrine fut toujours l'oracle respecté de la médecine dès l'antiquité, et qui postérieurement en a laissé des traces nombreuses et aussi appréciées après tant de siècles, avait réglé avec autant d'à-propos, et on pourrait dire *hygiéniquement* les conditions requises pour user du bain. Si l'usage des bains *chauds* n'était pas une preuve suffisante du cas qu'on en faisait dans son temps, les plus célèbres médecins des temps modernes en ont fait l'éloge, et Zimmermann, médecin et philosophe, né à Brugg (Argovie), de 1728 à 1795 dans son livre : *Traité de l'expérience* assure que l'inobservation de la règle imposée par le père de la médecine peut souvent causer bien des maux. Il dit dans son aphorisme que le bain chaud minéral fortifie, chaque fois que sa chaleur n'est pas supérieure à la chaleur naturelle du corps !

Ce fameux médecin Zimmermann, fixé près des eaux minérales d'*Hasbourg*, a eu, dit-il, toutes les occasions aussi faciles que possible de vérifier le précepte d'Hippocrate et il en affirme le plus heureux succès. Et *Philostrate*, ce sophiste grec du IIe siècle de notre ère, né à Lemnos, n'a-t-il pas dit : *Senecta hominum balnea callida !* Et Darwin lui-même, ce fameux naturaliste anglais (1809-1882), ne dit-il pas dans sa *Zoonomie* où il traite l'ensemble des lois qui président à la vie animale que : Surtout dans les bonnes conditions de la vie, les bains minéraux sont très souvent indispensables au corps humain. Les chauds surtout, pour la vieillesse, où, ils empêchent les fibres de s'épaissir et de s'ossifier. Il est très complètement de l'avis d'Hippocrate. Toujours sur la même question, on peut y traiter un point tout spécial, c'est-à-dire le *bain* et la *digestion* et les rapports susceptibles entre l'un et l'autre qui pourraient exister.

Quand, de nos jours, on voit la série de précautions prises

et jugées utiles pour la pratique du bain, quand on constate toutes circonstances nécessaires à leur bonne administration, surtout *hygiénique*, c'est-à-dire de dîner et de manger sobrement, afin que la digestion soit complètement achevée pour se rendre au bain, on voit tout le contraire s'effectuer chez les Anciens. Les Romains prenaient leurs bains après le repas, c'était même un motif de volupté gastronomique dans leurs coutumes. Les historiens du temps ne disent pas que cette manière de se baigner a été la cause de telle affection, ou de tel ou tel malaise. On aurait donc tort de dire d'après ces faits que les bains chauds nuisent à la digestion. Deux célèbres anciennes autorités médicales, et les plus renommées : *Hippocrate* et *Celse*, préféraient les bains après le repas. Et un médecin du XVIe siècle, *Ballonius*, dit expressément : « *Quod balneum ante cibum alias dotes habet, quam post cibum, nam ante cibum extremat corpus, macrum que reddit, post cibum pingue facit.* » Ce qui veut dire, en d'autres termes : que le bain pris avant manger, exténue, et maigrit le corps, et, qu'après manger, il l'engraisse !

Tot capita, tot sensus, autant d'appréciations différentes des théoriciens ! Toutefois, à Néris, un médecin a écrit un livre sur les *bains thermaux* minéraux de cette localité, en 1822, et il y dit qu'il ordonnait des bains très chauds à ses malades, à l'issue de leur souper, et qu'il continuerait ses observations, à ce fait important, afin d'avoir des données certaines, sur l'action *des bains chauds* et très chauds sur la digestion ! A-t-il poursuivi ses observations sur ce point, elles auraient été, sans doute lues avec certain intérêt. La question déjà vieille, ne semble pas avoir rajeunie car elle est toujours à ses débuts premiers de l'année de grâce 1822. Ce qui ne leur implique pas précisément une jeunesse !

LES ÉTUVES (1).

On pourrait considérer les étuves des anciens comme aussi salles d'*aspiration* et d'*inhalation*, comme celles qui sont fré-

---

(1) Ces étuves près les sources minérales avaient toute autre propriété que celles établies dans d'autres pays, car aux dépens des eaux thermales, leurs vapeurs ont des résultats bien plus satisfaisants que celles retirées de l'eau ordinaire.

quentées dans nos établissements actuels. Vitruve donne une description de ces locaux destinés à cet usage, et qui se trouvaient dans les thermes de Rome. Ces locaux où elles fonctionnaient étaient de forme ronde, afin que la vapeur tournant sur tous les points de la circonférence, refluant au centre l'échauffe également. Ils avaient autant de largeur que de hauteur jusqu'à la naissance de la voûte au milieu de laquelle était une ouverture servant à donner du jour, et d'où pendait à des chaînes un long bouclier d'airain que l'on haussait et baissait à volonté pour dilater ou condenser la vapeur, augmenter ainsi, ou diminuer la chaleur. Le plancher de ces étuves étant creux et suspendu sur un vaste fourneau (*hypocaustum*) sans cesse alimenté de combustibles dont le calorique dégagé pénétrait ceux qui le foulaient, au point de leur procurer depuis, une légère moiteur jusqu'à la sueur la plus accablante.

Près de ces fourneaux, trois cuves d'airain immenses nommées *milliaria* pour leur capacité étaient pleins, l'une d'*eau froide*, l'autre d'*eau tiède*, la troisième d'eau *minérale* chaude. De là partaient des canaux qui distribuaient l'eau dans un bassin commun des baigneurs et correspondaient en même temps à des robinets particuliers suivant le besoin et le goût de chacun d'eux. Cette installation des étuves à vapeur, dépendant de celles des eaux minérales n'existait pas qu'à Rome, mais aussi à *Baïes*, dans la Campanie heureuse, à *Naples* et *Puteoli*, Considérons l'assemblée de ceux qui fréquentent ces thermes. Les riches assis sur le bord de leur baignoire de marbre se faisaient frotter le corps par de jeunes garçons et des éponges fines (1) puis racler doucement la peau avec un instrument nommé *strigilis* qui était de fer, de cuivre, et même d'or (2), aussi d'écaille et d'ivoire. Pour adoucir l'effet du grattage de ces instruments, on répandait sur le corps des

(1) Les anciens n'avaient pas l'usage du linge. Ils portaient au lieu de chemises une tunique de laine, elle était nommée *subucule*. Un riche patricien portait l'hiver, une robe d'une étoffe grossière, avec quatre tuniques intérieures de laine (subucule) et autres vêtements qui lui garnissaient en les garantissant les cuisses et les jambes (Suétone lib. XII, in *Octavo*).— d'après Varron, Pausanias, Hérodote, il semble assez extraordinaire que l'usage du lin étant aussi ancien qu'il l'était à Rome et dans la Grèce on se soit avisé si tard de porter immédiatement sur la peau des tuniques ordinaires de lin ou des chemises (Traité de l'opinion sur la médecine).

(2) Nous avons vu un *strigilis* d'écaille trouvé dans les fouilles de Pompéi et d'Herculanum.

huiles précieuses (1) qu'on prenait dans l'*olothœsium*, chambre
où étaient renfermés les parfums. Les prolétaires se conten-
taient des bains froids et de quelques seaux d'eau chaude
qu'on leur lançait sur leurs épaules.

Les parfums dont la riche classe des opulents romains
faisait un usage immodéré, s'ajoutaient aussi dans leurs bains
Si on ne peut les qualifier du nom de *bains médicinaux*, à proprement parler, on ne peut faire autrement que de les considérer comme *toniques*. Or, en en exceptant les parfums, les bains
russes si vantés de nos jours, étaient chez eux à peu près les
mêmes ! Et en effet, quand on constate les différentes salles
où la température se succédait, *chaude*, *tiède* ou *froide* sans
y compter l'usage du *strigilis* remplaçant chez eux les brosses,
non connues alors, et les massages, fort en vigueur de leur
temps, comme ils le sont aujourd'hui à notre époque,la simili-
tude entre les bains russes actuels est flagrante.

Comme il est facile de pouvoir s'en rendre compte, de tout
le confortable apporté chez les Grecs comme chez les Romains dans l'usage de leurs bains, on ne saurait faire autrement que de constater que c'est à partir de l'importation de
la médecine à Rome par les médecins grecs que le confort s'y
établit en maître! Le fameux médecin Asclépiade lui-même contribua à le pousser plus loin encore, en vantant l'usage des bains
suspendus, où un mouvement régulier et salutaire donné au
malade ne pouvait lui être qu'un bienfaisant traitement dans
le mal qui l'éprouvait. Et d'après Pline (2), c'était dans le
même but qu'il inventa aussi les lits suspendus où il faisait
bercer les malades, pour les exciter sans efforts à un sommeil
doux et réparateur nécessaire à leur rétablissement.

(1) Pline cite parmi les parfums les plus renommés : le *jonc odorant*
le *megalium*, le *telinium* de Télos, le *malobathrum*, de Sidon, le *nardum*,
l'*opobalsamum*. Tous ces parfums étaient fabriqués à Rome avec des
substances venues d'Egypte, de l'Inde, des plantes d'Italie, comme le
lys, l'*iris*, l'*œnanthum*, le *nardum*, la marjolaine, les roses de Pœstum, qui
jouissaient d'une célèbre réputation. (Pline, *Hist. nat.* libr. 25, 31 et autres.)

(2) *Alia quoque blandimenta, excogitabat, jam suspendendo lectulos...*
Pline, lib. XXV, c. 3. Ce médecin grec, venu à Rome s'attira toute la
confiance des Romains par ses pratiques médicales toutes d'une douceur
inconnue jusqu'alors. Mais ce qui contribua surtout à sa renommée, c'est
que rencontrant le corps d'un jeune homme mort, que l'on conduisait
au bûcher, il y découvrit un reste de vie, il parut plutôt opérer une résurrection qu'une guérison (Voir Celse, lib. II, ch. 6 ; Apulée, lib. IV; Pli.,
lib. 36, XXXVI, c. 30.)

Quoi qu'il en soit, l'usage fréquent des bains par les anciens devait diminuer de beaucoup leurs forces, aussi existait-il un proverbe de leur temps qui disait : « *L'usage fréquent du* « *vin, des bains, de Vénus abrège beaucoup la route qui conduit* « *au royaume de Pluton* », ou autrement :

« *Balnea, vina, Venus corrompunt corpora sana*
« *Corpora sana dabunt balnea, vina Venus...* »

Toutefois, il en est des bains comme de toute autre chose. Ils ont été recherchés par les anciens comme objet de luxe, peut-être l'abus en serait-il nuisible, mais ils ne sont ni affaiblissants, ni relâchants. C'est un fait à constater, que les bains usités, dans les temps même les plus reculés de l'histoire, ont tenu une large place dans toute l'humanité sauvage et civilisée; donc ils étaient nécessaires ou utiles à leur existence.

Homère dans ses poèmes fait grand cas des bains et place cet usage parmi les premiers soins et les devoirs de l'hospitalité. Ne nous apprend-il pas que pour délasser *Ulysse, Circé* fit préparer un bain chauffé dans un métal éclatant ! Plus satisfait encore, Télémaque fut conduit au bain à son arrivée à la cour de Nestor, par la belle *Polycaste*, la plus jeune des filles du vieux roi *Pylos*. A Lacédémone les hommes et le femmes se se baignaient journellement dans l'*Eurotas*. Les législateurs de Sparte avaient fait un devoir du bain à leurs concitoyens. Si on parcourt l'histoire, ne voit-on pas que ce sont dans les bains que ce sont déroulés deux touchants épisodes. Qui saurait oublier l'amour impétueux du roi David, pour Bethsabée, la femme d'Uri?

C'est encore au bain qu'eut lieu l'épisode dramatique ou, qui faillit le devenir pour la belle Suzanne. Et c'est aussi en se baignant dans le Nil (1) que fut trouvé le berceau qui contenait l'enfant (1) appelé à une si haute et si célèbre destinée. Si les Hébreux conservèrent si longtemps leurs traits caractéristiques de leur belle physionomie, ces formes vigoureuses qui leur étaient personnelles, ils le durent à l'observation rigoureuse des bains.

Il nous faut ajouter à ces quelques remarques exposées à

(1) La fille de Pharaon.
(2) Moïse.

propos des bains simples, que leur coutume fut toujours protégée en Orient.

Si ces prédispositions pour les bains ordinaires étaient si fortement inculquées chez ces peuples, rien ne doit étonner de voir dans la suite l'engouement si prononcé qu'ils montrèrent à l'usage des eaux minérales thermales !

Comme l'histoire nous le rapporte, la passion en fut énorme, en raison des jouissances qu'elles procuraient. Les monuments splendides, élevés à leur sujet et constituant les *Thermes* comme à *Rome, Athènes, Memphis, Alexandrie*, sont bien la fidèle tradition, non seulement du cas divin, mais encore humain, qui leur fit entourer ces sources *minérales, thermales* d'une vénération poussée dans les dernières limites. Les Grecs et les Romains en furent séduits, et leur attrait pour ces bains tellement irrésistibles, s'identifia à leurs mœurs. Toutefois, dans les grands malheurs de la République, et cédant à leurs sentiments de patriotisme, les *Thermes* étaient fermés en signe de deuil. Suétone nous apprend que même les empereurs agissaient ainsi quand ils étaient frappés d'un deuil personnel, et il cite Caligula. Ce monarque, en proie à un profond chagrin de la mort de sa sœur Drusilla défendit, pendant un certain laps de temps la fréquentation des Thermes sous peine de mort. Mais ces accalmies imposées par la volonté césarienne étant une fois rompues, le plaisir et les agréments de la sensualité ne reformaient que de plus belle ; le luxe comme les abus qui s'y révélaient attirèrent la censure de *Juvénal*, de *Sénèque*, de *Martial*, de *saint Clément d'Alexandrie*. Ils démontrent que la débauche dont les thermes devinrent le théâtre, furent la cause de la corruption des mœurs. L'empereur Adrien (1) fut un de ceux qui y abolit certaines coutumes licencieuses.

Dans ce modeste travail d'analyse historique, scientifique, qui touche aussi bien la chimie, la physique, l'hygiène, et la

---

(1) Cet empereur se mêlait souvent à la foule qui fréquentait les thermes. Il aperçut un jour un vieux soldat qui n'ayant personne pour se faire étriller, suppléait lui-même à ce défaut, en se frottant le dos contre la muraille du bain. Comme Adrien l'avait remarqué dans un combat il lui demanda pourquoi il se reposait ainsi sur le marbre du soin de sa peau? C'est, répondit le vieux soldat, *que je n'ai point de valet !* L'empereur lui donna dans le même moment des esclaves et de quoi le nourrir. Cette action qui avait eu beaucoup de témoins fut connue dans tous les quar-

thérapeutique, il est bon d'y adjoindre, comme complément certains détails essentiels à leur sujet, et ce complément est une partie de la médecine que les médecins de l'époque qualifient du nom de *gymnastique*. Nous l'avons déjà dit : toutes les innovations médicales furent presque toutes introduites à Rome par les médecins grecs. Le plus célèbre, Asclépiade, partisan dans l'exercice de son art, des exercices corporels et du mouvement y introduisit comme traitement tous les moyens possibles de les favoriser. Déjà Celse conseille à un homme qui se porte bien, d'éviter toutes sortes d'habitudes, de diversifier sa manière de vivre, de faire beaucoup d'exercice. Hippocrate (1) dans les maladies de la rate conseille au malade de fendre du bois pendant plusieurs jours, de lutter fortement, et de faire beaucoup d'exercice. L'empereur Auguste (2), par principe de régime jouait à la paume et au ballon. Et, dans le récit que fait Horace, d'un voyage dans lequel il accompagnait Mécène, on lit que le favori d'Auguste allait s'exercer à ce jeu. Esculape (3) ordonnait de faire beaucoup d'exercice, de monter à cheval, de chasser, de faire des armes, il prescrivait à chacun suivant son tempérament et ses forces l'espèce et la quantité des mouvements dont il devait user. Il passe du reste pour être l'inventeur de la médecine appelée *Gymnastique* dont nous parlons plus haut et qui consiste dans l'exercice du corps (4).

Cicéron, lui-même, en parlant de ces mêmes dispositions y ajoute comme principe puissant, la sobriété, la *bonne chère* appesantit l'esprit ; c'est une porte ouverte à toutes les maladies (5). Dans les temps plus près de nous, l'école de Salerne (6), recommandait trois choses : *Un esprit gai, un exercice modéré, la diète.* En enfin, dans les temps modernes, les plus près de

tiers de Rome. La première fois qu'Adrien revint aux bains publics, plusieurs vieillards ne manquèrent pas de s'y trouver, et de tenter les mêmes moyens d'attirer sur eux les regards et la libéralité du prince. Il les fit tous approcher, et au lieu de les traiter comme il avait traité le soldat, il leur ordonna de s'étriller les uns les autres. (Spartianus, in *Adriano.*)

(1) Hippocrate : *De locis in homine.*

(2) Suétone, *in Octavo*, chap. 83.

(3) Galien : *De sanitate Tuenda*, liv. I, ch. VIII.

(4) Celse, est aussi du même avis. Ch. 1 de ses œuvres.

(5) Nec mente quidem recti uti possumus multo cibo et potione repleti (Tusculanes, lib. VI). Athénée, libr. X.

(6) Si tibi deficiant medici, tibi fiant medici, hæc tria : *mens hilaris, requies moderata, diaita !* (Aphorisme de Salerne).

nous, un poète littérateur Voiture (1598 à 1642) n'a-t-il pas dit que la *santé et la gaieté naissent de l'agitation du corps et du repos de l'esprit.*

C'est en raison de ce principe émis par les médecins de l'antiquité, principe si bien compris que ceux des temps modernes les appliquèrent. Asclépiade, ce médecin grec qui apporta, pour ainsi dire, une nouvelle thérapeutique à Rome, ce qui lui concilia la sympathie générale, peut être considéré comme le fondateur d'une médecine basée sur le mouvement et l'exercice du corps. Et, tout peut faire supposer, qu'en ordonnant tout mouvement à pied, à cheval, les lits suspendus pour rendre le repos des malades plus agréable en les balançant, il introduisit à Rome la médecine *gymnastique*. De là sans doute la construction et l'usage des gymnases qui entouraient les thermes de Rome comme ceux d'Athènes. C'est en effet dans les temps reculés où florissaient les gymnases, où les forces musculaires obtenaient de grands honneurs, les exercices du corps entraient comme partie essentielle de l'éducation de la jeunesse. C'est là qu'il faut aller retrouver l'origine de la gymnastique médicinale. Hippocrate l'a signalée d'une façon brillante dans l'art de guérir. D'après son rapport, ceux d'Homère et de Platon, les Grecs, les Athéniens, les Lacédémoniens faisaient grand usage des exercices de la gymnastique. Ces exercices passèrent de la Grèce où ils étaient consacrés à *Apollon*, à Rome, où ils jouirent d'une grande célébrité. Galien, Mercurialis, Pline, Avicenne sont d'avis que la diététique en faisait son profit et que ceux qui s'exerçaient beaucoup, devenaient robustes, et jouissaient d'une bonne santé ! Asclépiade dont nous avons parlé plus haut, préconisait les résultats du mouvement, la marche, la danse, la course, le saut, la chasse, l'équitation, le jeu de paume, et surtout la natation, dans les thermes, après ces exercices. C'était chez les anciens un vrai et un grand moyen de salubrité publique. Car, en effet, l'action continuelle, soutenue et modérée du système musculaire dans ces divers exercices, excite celle de tous les appareils organiques, dissipe leur état d'inertie, de langueur et secondait, très merveilleusement, l'action des *eaux minérales.*

Mais, bientôt disparurent les thermes, les gymnases, avec la colossale puissance des Romains. Nous l'avons déjà dit, en cours de ce travail historique, auquel nous avons consacré de longues recherches. Nous avons signalé les causes qui engloutirent pendant des siècles dans de profondes ténèbres, les idées de grandeur et de gloire ! Pendant ces obscures périodes, l'usage de ces moyens si recherchés autrefois pour l'amélioration de la santé humaine et l'avancement de la science, ne trouvèrent plus de partisans.

Le réveil, en ce qui regarde la question des eaux minérales eut lieu en Italie à la fin du xve siècle. Le sommeil fut de longue durée, car il datait de la chute de l'empire romain, et ne fut interrompu presque à la fin du moyen âge ! mais pendant les siècles suivants, les xvie, xviie et xviiie siècles, ce sommeil une fois secoué, leur procura une vigueur qui ne fit qu'augmenter, témoin leur essor existant de nos jours. Et chose toute particulière, les auteurs de ce temps, qui se sont occupés de cette question, s'étendent sur les eaux minérales de l'Italie, avant que de s'arrêter à celles de France. Ce qui implicitement vient corroborer l'opinion que ce pays, cette terre merveilleuse, peut très bien assumer la réputation qu'elle posséda en Europe dans la médecine, la littérature et dans les arts !

Un simple coup d'œil nous suffira, en terminant, pour nous convaincre combien l'attention des chimistes, des médecins, des pharmaciens fut attirée par les eaux minérales en l'année 1607, au xviie siècle, sous le roi Henri IV. Nous avons l'occasion de narrer dans le cours de ce mémoire qu'il usa de son autorité et de sa protection pour les eaux thermales minérales, pour aider à leur réglementation, en même temps qu'à leur diffusion. Il créa même l'eneignement de la chimie appliquée à la pharmacie ou la question des eaux ne fut point négligée. La naissance de la chimie l'attrait de cette science, l'ardent désir des souverain et des médecins novateurs de voir les eaux minérales utilisées dans l'art de guérir, ne contribua pas peu à attirer sur cetelles l'attention générale. En 1607, ce fait se réalisa. Les formulaires s'en préoccupèrent, et selon déjà, comme l'avaient fait les anciens, en notèrent la division. Et sous cette observation « *eaux médicinales, ou minérales qui prennent leurs vertus dans différents métaux* », ils en firent ainsi la nomenclature: *eaux salées, nitreuses. alumineuses-soulphoureuses, bitumineuses, ferrées, arsénieuses, cuivreuses, dorées, plastreuses*, etc. La médecine commença à introduire dans la thérapeutique l'usage des eaux minérales françaises et étrangères. Toutefois, en raison de ce qu'on pourrait appeler l'*italianisme*, qui influença sur le règne des derniers Valois, les eaux d'Italie : d'*Aponi*, de *Corseno*, de *Sancta Maria de Petriolio*, de *Grota*, de *Monte-Alto* de *Sicile*, sont citées en première ligne. Viennent ensuite les eaux chaudes d'Allemagne : *Baden-Baden*, *Gastein d'Abac* (Alsace), de *Bohême*, de *Wiesbaden* pour boissons. Et celles de *Metefdort*, de *Neubad*, de *Leonstein*, de *Kronenberg* pour les bains. Comme il est facile de s'en rendre compte, on voit que les eaux minérales françaises ne figurent pas dans cette nomenclature, et à quelles causes faut-il l'attribuer ? Ce pourrait être à la rivalité de la médecine galénique et de la médecine chimique ? Les eaux minérales, remèdes naturels, tout particulièrement, pour leurs propriétés, furent considérées comme médicaments chimiques par les médecins galénistes, ennemis eux-mêmes du système chimique ! Leur analyse, leurs propriétés, sont d'autant plus connues et pratiquées, que la dispute entre galénistes et chimistes était poussée à la crise aiguë : *ceci devant tuer cela !*

Bref, ce fut sous le règne d'Henri IV, que son médecin, Ortman, professeur à l'Ecole de médecine de Montpellier, fit un traité sur les *eaux de Balaruc*. L'élan était donné et un médecin moulinois, Jean Banc commençait à acquérir et à jouir d'une certaine réputation dans cette branche de la thérapeutique. Il fit un ouvrage divisé en trois livres. Le premier c'est une dissertation théorique sur les eaux, avec une description générale des eaux froides ou thermales, le second, traite des propriétés de chaque catégorie d'eaux et des précautions dont il faut user en les prenant, le troisième traite de la monographie des sources avec l'indication des maladies qu'elles peuvent guérir. Par l'énumération qu'il en donne il est facile de pouvoir connaître les eaux et lieuxt hermaux de cette époque.

Les eaux d'Auvergne, du Forez, du Bourbonnais, du Nivernais et du midi de la France. Pougues, Saint-Pardoux, Saint-Myon, Pontgibaud, Besse, Vic-le-Comte, Saint-Alban, Bourbon-Lancy, Bourbon-l'Archambault, Néry, Evian, Encausse, le Mont-Dore, Vichy, Balaruc, Bagnères, etc. C'est lui qui à propos des eaux pétrifiantes de Sainte-Allyre de Clermont-Ferrand, combat le préjugé alors accrédité qu'elles ne pétrifieraient pas l'*estomach* de ceux qui en feraient usage. Vichy était alors éclipsé par Bourbon-l'Archambault et n'a-

vait qu'une bien modeste fortune. Les bains étaient mal four-
nis de maisons propres à recevoir les malades, la ville se trou-
vant à plus d'une arquebusade :

Quantum mutatus ab illo !

Donc, en résumé, on voit déjà à cette époque que la science
nommée aujourd'hui *hydrologie* sortait de l'embryon pour devenir ce qu'elle est aujourd'hui, riche en résultats scientifiques
aussi médicaux qu'ils sont humanitaires. — Rédigé et aussi
conçu à Moulins, ce mémoire renferme le nom d'un compatriote, Jean Banc, que nous sommes heureux de pouvoir y citer. Nous nous faisons aussi un devoir d'y joindre celui d'une
personnalité moins ancienne. M. le docteur Boirot-Desser-
viers, qui fut, il y a quatre-vingts ans, inspecteur de l'Etablis-
sement de Néris, qui écrivit un livre : *Observations médicales
sur les eaux thermales et minérales de Néris-en-Bourbonnais.*
Ce livre est d'un incontestable intérêt. L'auteur a déjà fait
remarquer en commençant que ce mémoire est plutôt historique qu'il n'est scientifique. C'est purement une médiocre
analyse qui pourrait donner l'idée à une plume plus alerte
de composer un ouvrage plus important sur semblable sujet.

Ce simple mémoire est plutôt une causerie ; là sera son meil-
leur titre à l'ndulgence.

Moulins (octobre 1906, avril 1907.)

9 782019 262563